LE

TYPHUS EXANTHÉMATIQUE

A BONE

ÉPIDÉMIE DE 1909 (AVRIL-JUIN)

PAR

Joseph QUILLIÉ

DOCTEUR EN MÉDECINE

EX INTERNE DES HOPITAUX D'ALGÉRIE (ORAN ET BONE)

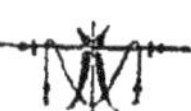

MONTPELLIER

IMPRIMERIE GUSTAVE FIRMIN, MONTANE ET SICARDI

Rue Ferdinand-Fabre et quai du Verdanson

1910

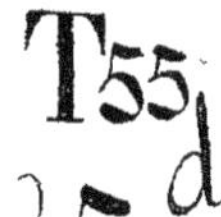

LE
TYPHUS EXANTHÉMATIQUE
A BONE
ÉPIDÉMIE DE 1909 (AVRIL-JUIN)

LE

TYPHUS EXANTHÉMATIQUE

A BONE

ÉPIDÉMIE DE 1909 (AVRIL-JUIN)

PAR

Joseph QUILLIÉ

DOCTEUR EN MÉDECINE

EX-INTERNE DES HOPITAUX D'ALGÉRIE (ORAN ET BONE)

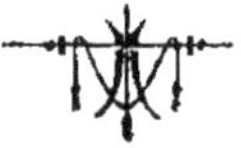

MONTPELLIER

IMPRIMERIE GUSTAVE FIRMIN, MONTANE ET SICARDI

Rue Ferdinand-Fabre et quai du Verdanson

1910

A LA MÉMOIRE DE MA MÈRE

ET DE MA SŒUR

A MON PÈRE

Faible hommage de ma profonde gratitude.

A MES TANTES ET A MON ONCLE

MEIS ET AMICIS

J. QUILLIÉ.

A MES MAITRES
DES HOPITAUX D'ORAN ET DE BONE

A MONSIEUR LÉON ROUYER

DIRECTEUR DE L'HOPITAL CIVIL DE BONE

A MONSIEUR PAMART

DIRECTEUR DE L'HOPITAL CIVIL D'ORAN

A MONSIEUR LE DOCTEUR AMOR, DE BONE

CHEF DU SERVICE DES ÉPIDÉMIES

J. QUILLIÉ.

A MON PRÉSIDENT DE THÈSE

MONSIEUR LE PROFESSEUR RAUZIER

A MONSIEUR LE PROFESSEUR ESTOR

A MES MAITRES DE LA FACULTÉ DE MÉDECINE
DE MONTPELLIER

A MESSIEURS LES PROFESSEURS AGRÉGÉS

LEENHARDT ET SOUBEYRAN

J. QUILLIÉ.

AVANT-PROPOS

Avant d'entrer dans notre sujet, il nous est agréable de nous conformer à cet usage qui veut qu'en disant adieu à sa vie d'étudiant, on offre à tous ceux qui, de près ou de loin, se sont intéressés à vous et qu'on va quitter, ses plus vifs regrets et qu'on dépose à leurs pieds l'hommage de sa profonde gratitude. Nous reléguons dans l'oubli les heures tristes, heureusement courtes, que nous avons vécues, pour nous réjouir sans arrière-pensée, au souvenir des journées ensoleillées qui ont marqué notre passage à Montpellier et en Algérie.

A nos maîtres de cette Faculté et des hôpitaux d'Oran et de Bône, nous adressons nos plus sincères remerciements. Que notre chef de service, pendant l'épidémie de typhus à Bône, M. le docteur Amor, à qui nous devons beaucoup, avec qui nous avons appris à soigner nos malades, non seulement avec quelques formules de thérapeutique, mais avec le tact et le dévouement que comporte notre état, reçoive ici de son élève l'assurance de son plus profond attachement. Nous n'oublierons pas qu'en toute circonstance il nous a traité plutôt en ami qu'en subordonné, nous nous rappellerons longtemps l'exemple qu'il nous donna d'une rare énergie, dans la lutte contre cette longue épidémie, à laquelle il devait payer son tribut. Nous le remercions aussi de nous avoir inspiré notre sujet de thèse.

Nous serons reconnaissant à Mme la Supérieure des religieuses de l'hôpital de Bône et à sœur Camille, de toute la sollicitude dont elles nous ont entouré, durant notre séjour à l'hôpital. C'est à elles que nous devons d'avoir pu compléter nos observations par les tracés thermiques qu'elles relevaient et nous conservaient avec soin.

Au modeste et irréprochable infirmier Thomas Garcia, qui succomba au typhus, nous adressons un dernier adieu.

Parmi les nombreux amis, dignes de ce nom, au milieu desquels il nous fut doux de vivre, nous ferons une place à part à notre camarade d'internat Marcel Bertrand, qui assura l'épidémie pendant sa première moitié. Qu'il nous permette, dût sa modestie en souffrir, de lui rappeler que nous n'avons eu qu'à recueillir le fruit de son travail quand nous rentrâmes de France pour le relever. Durant un long mois il assurait tout seul toute la charge du service hospitalier et de l'épidémie, et malgré ce surmenage, il insistait auprès de M. le Directeur pour nous faire obtenir la prolongation que nous sollicitions pour nos examens. Nous lui disons merci et nous exprimons le vif regret qu'il ait été si mal récompensé pour les services qu'il a rendus. Pendant les six mois de notre vie en commun, nous avons pu l'apprécier, et nous espérons que le souvenir de cet heureux temps restera entre nous comme le meilleur témoignage de notre sincère amitié.

LE

TYPHUS EXANTHÉMATIQUE

A BONE

ÉPIDÉMIE DE 1909 (AVRIL-JUIN)

INTRODUCTION

Pendant notre séjour comme interne à l'hôpital civil de Bône, nous avons eu l'occasion d'assurer le service d'une épidémie de typhus exanthématique dont nous avons recueilli quelques observations. Comme on le verra au cours du développement, ce fut une épidémie de moyenne intensité, à mortalité peu élevée. Néanmoins, le nombre des sujets atteints a été assez considérable pour nous permettre d'étudier cette maladie dans sa forme classique et aussi dans quelques-unes de ses complications. Le personnel appelé à donner ses soins aux malades a payé à la contagion son tribut habituel et nous avons ainsi pu nous rendre compte de la contagiosité de cette infection, des conditions dans lesquelles elles nous a semblé s'exercer, des moyens qui nous ont paru les meilleurs pour l'éviter ou tout au moins l'atténuer.

Notre thèse consiste en une étude générale du typhus,

mais seulement dans l'application qu'on peut faire de cette étude à l'épidémie que nous avons vécue. On sait qu'il n'existe pas à l'heure actuelle de thérapeutique spéciale à lui opposer et qu'on est réduit à appliquer le traitement symptomatique. Des essais de sérothérapie ont été faits par les auteurs, en particulier par le docteur Legrain, de Bougie, qui a traité avec succès dix-sept cas graves de typhus exanthématique par du sérum de convalescents. Dans cet ordre d'idées, sur les conseils et l'initiative de notre chef de service, le docteur Amor, nous avons expérimenté sur quelques malades la sérothérapie antipesteuse. Nous verrons les résultats obtenus, en tenant compte des circonstances dans lesquelles ont été faits ces modestes essais. L'épidémie de Bône n'a été qu'un foyer secondaire. Le typhus avait éclaté sur d'autres points de la colonie avant de nous arriver. A ce sujet, nous étudierons la prophylaxie mise en œuvre contre ce fléau et nous exposerons celle que le milieu et les circonstances nous ont permis d'appliquer. Après un court exposé d'historique, et de statistique, concernant uniquement notre épidémie, nous traiterons l'étiologie générale et les causes spéciales qui ont présidé à l'éclosion du foyer de Bône, les principaux symptômes observés, les seuls qui soient en quelque sorte particuliers au typhus, laissant de côté ceux qu'il a de communs avec les autres infections. Nous ne parlerons pas de l'anatomie pathologique, ni de la bactériologie, la première n'offrant rien de spécial qui n'ait été décrit par les auteurs, la seconde n'étant pas encore complètement élucidée, pour traiter surtout : l'étiologie, la prophylaxie et le traitement.

HISTORIQUE ET STATISTIQUE

Dans la deuxième quinzaine de mars, deux indigènes entraient à l'hôpital civil de Bône, présentant une fièvre considérable continue et un état général à allure infectieuse. L'interrogatoire nous apprend que ces 2 malades arrivent de Souk-Ahras (département de Constantine). Nous savions déjà qu'une épidémie de typhus était en activité dans cette localité et on avait demandé à l'hôpital de Bône des infirmiers pour remplacer ceux qui venaient de tomber. Nos malades nous disent avoir séjourné là-bas, dans un café maure dont le tenancier venait d'être dirigé comme suspect, sur l'ambulance spéciale. Notre chef de service ordonna leur isolement et par l'observation du tracé thermique et de quelques symptômes, notamment quelques taches, d'ailleurs très discrètes, porta le diagnostic de typhus exanthématique.

Pendant les jours suivants, aucun malade suspect n'entrait à l'hôpital. Mais vers le 20 avril, une explosion subite se produisit et jusqu'au 30, 29 typhiques nous arrivèrent:

28 indigènes hommes,

1 femme européenne.

Nous eûmes 2 décès parmi les indigènes

En mai, les malades entrés avec le diagnostic de typhus, atteignent le chiffre de 102 :

96 indigènes hommes,
3 indigènes femmes,
1 infirmier européen,
2 femmes européennes.

Nous eûmes 15 décès parmi les indigènes.

En juin, nous reçûmes 64 typhiques :

52 indigènes,
2 israélites,
5 européens,
1 femme indigène,
3 femmes israélites,
1 européenne.

Nous comptâmes 9 décès, parmi lesquels : 6 indigènes, 1 israélite, 1 européen (l'infirmier Thomas Garcia), 1 européenne.

En juillet : 34 typhiques, dont 31 indigènes. Nous n'avons enregistré aucun décès.

Le chiffre total de l'épidémie fut, par conséquent, de 229 cas, sur lesquels 13 européens et 216 indigènes, juifs (quelques-uns seulement) ou musulmans (presque tous) ; ce qui fait, avec 26 décès, une mortalité de 16 0/0 parmi les Européens et de 11 0/0 parmi les indigènes.

Nous avons eu trop peu d'Européens frappés pour apprécier d'une façon certaine, le degré comparé de gravité de la maladie chez eux et chez les indigènes. Mais nous remarquons que la mortalité parmi ces derniers n'est que d'environ 11 0/0. Elle est inférieure à celle enregistrée dans les épidémies d'Europe, notamment à celle de 93, relatée par Napias, Thoinot et Netter, où elle fut en moyenne, de 20 0/0, mais elle est comparable à celle donnée par les auteurs pour les Arabes. Conseil, dans sa thèse de 1907, relatant une épidémie parmi les indigènes de Tunisie, accuse une mortalité de 5,4 0/0, et note que cette bénignité relative du typhus parmi les Arabes est la règle. Nous ferons remarquer cependant que l'épidémie de Souk-Ahras et de Constantine, contemporaine de la nôtre, a été plus meurtrière. La mortalité a atteint 17 et 18 0/0. Mais elle est toujours inférieure à celle des épidémies d'Europe. Barralier donne comme chiffres : 23,6 0/0 au-dessous de 30 ans, 37,5 de 30 à 50 ans, 59 0/0 au-delà de 50 ans. L'infirmier Thomas Garcia qui mourut, avait 54 ans, l'Européenne environ 50 ans, 10 indigènes avaient dépassé 45 ans, un israélite n'avait que 20 ans.

Le typhus augmente donc de gravité avec l'âge et il est, comme on le voit, moins grave chez les indigènes. Chez eux les symptômes sont moins accusés. Ils présentent souvent de ces cas frustes, très rare chez les Européens, dont parle Conseil, et qui ne se diagnostiquent parfois que par la contagion, donnant lieu chez un sujet à un typhus classique. C'est peut-être dû à ce fait que les nouvelles conditions de confort, d'hygiène, dans lesquelles l'indigène se trouve subitement placé, comparées à celles dans lesquelles il vit de sa vie normale, diffèrent beaucoup plus pour lui que pour l'Européen, et constituent pour ce motif et à elles seules une thérapeutique puissante.

ETIOLOGIE

La cause la plus directe du typhus est la contagion. Mais nous étudierons d'abord les causes adjuvantes, qui n'en revêtent pas moins, en pareille matière, une grande importance.

Le typhus est avant tout la maladie des vagabonds. Napias, relatant dans la Revue d'hygiène et de police sanitaire, l'épidémie qui a sévi en France en 93, démontre que le typhus observé à cette époque au dépôt de la préfecture de police de Paris, avait été apporté par un vagabond venant de Lille et ayant séjourné dans un immeuble qui à lui seul avait fourni 8 cas. Netter, Thoinot et Proust, qui furent chargés de l'enquête, établirent avec une très grande netteté la filiation des cas et l'influence exclusive du vagabondage dans la propagation de cette épidémie. De nombreuses villes furent atteintes, des prisons furent contaminées et les prisonniers, libérés quelquefois en pleine incubation, allèrent ainsi de ville en ville disséminer la maladie.

Nous retrouvons cette cause, nettement établie, dans l'épidémie qui nous occupe. Les deux premiers individus qui entrèrent à l'hôpital dans la seconde quinzaine de mars ont pu, en séjournant dans les cafés maures de la ville, y déposer le germe du typhus. C'est, en effet, souvent dans ces cafés, si nombreux dans les villes d'Algérie, qu'étaient ramassés nos malades. C'est aussi du quai des phosphates à Bône que nous furent envoyés les premiers typhiques. Il existe une voie ferrée qui relie la région de Tebessa-Souk-Ahras à Bône, et par laquelle se fait le transport des phosphates. Les ouvriers chargés du convoi ont été les agents actifs de la dissémination du contage.

La misère et la famine sont, parmi les causes prédisposantes, tout aussi importantes que le vagabondage, qui, d'ailleurs, n'est souvent que leur conséquence. Ces causes ont toujours existé. Rouquet, dans sa thèse sur le typhus d'Alger en 94, signale que les épidémies précédentes, survenues en Algérie, avaient toujours suivi l'invasion des sauterelles, déterminant la perte presque complète des récoltes. Cette cause, nous la retrouvons plus vivante que jamais dans l'épidémie de 1909. Il n'y a pas eu invasion de sauterelles, mais une sécheresse de très longue durée a complètement réduit à zéro la récolte en céréales des deux dernières années. L'indigène, peu prévoyant par nature,en a le plus souffert et a été réduit à une misère profonde. Il a fui vers la ville, vers le littoral. Consécutivement à la famine sévissant dans l'intérieur de la région, on a noté une recrudescence du vagabondage et nous nous rappelons les râfles fructueuses opérées par la police dans les cafés maures quelque temps avant l'épidémie. Ces pauvres hères, faméliques, s'entassaient, nombreux, dans ces cafés, véritables taudis réunissant toutes les conditions favorables à l'éclosion des maladies contagieuses. Ils consistent en un vaste local, toujours situé dans une rue étroite, en contre-bas de la chaussée, pourvu d'une seule ouverture. Encombrement, défaut de ventilation, quelquefois accumulation de matières organiques en décomposition, tout y contribue à l'exaltation de la virulence des germes.

L'apparition du typhus dans de semblables conditions avait fait admettre par Murchison la génération spontanée du typhus, qu'il formulait ainsi : « Les conditions de génération a novo sont l'accumulation d'individus en état de grande malpropreté et le défaut d'aération pour ces individus agglomérés. En d'autres termes, le poison est engendré par les émanations concentrées d'êtres humains sales de corps et porteurs de vêtements sales ». C'est aussi la théorie d'Hildebrand, qui a eu de nombreux partisans et qui, nous dit Netter, a rallié la plupart des médecins de l'armée d'Orient, dont Fauvel résumait l'opinion dans cette formule : « Le typhus est l'effet d'un empoisonnement miasmatique. Le miasme typhique prend naissance au sein des matières animales confinées et par l'accumulation prolongée d'hommes sains et surtout malades dans des espaces trop étroits où l'air n'est pas suffisamment renouvelé. » Notre chef de service, le docteur Amor, nous a communiqué une observation qu'il a recueillie lui-même d'un cas de typhus né, semble-t il, en dehors de tout autre cas antérieur et dont les conditions étiologiques semblent plaider en faveur de la génération spontanée. Il s'agit d'un indigène qui possédait un chat auquel il tenait beaucoup. Cet indigène fréquentait assidûment un café maure de Bône et, comme il était sans domicile, il y passait ses nuits. Son chat mourut; l'Arabe, ne voulant pas s'en séparer, plaça le cadavre sous sa natte et continua à y coucher tous les soirs. Peu de temps après, cet indigène tombait atteint de typhus et le communiquait au tenancier du café et celui-ci à plusieurs membres de sa famille. C'est par cette rapide contagion, et par un examen attentif que notre chef de service, médecin des épidémies, diagnostiqua le typhus. Ce fait semble donner raison à Jaccoud qui, en 1874, a observé sur le paquebot *La Gironde* une épidémie qui lui paraît établir que l'accumulation de produits animaux en état de fermentation peut, en dehors de tout encombrement humain, provoquer l'explosion du typhus (Netter).

Kelsch est, lui aussi, partisan de la génération spontanée. « Bien que contagionnistes, nous ne devons pas oublier le rôle de la genèse autochtone. » Cette théorie, ra menée à sa juste valeur, est conforme aux données pathogéniques actuelles sur l'atténuation des virus et leur retour à la virulence. Netter, faisant la critique serrée des faits cités par les auteurs, refuse d'accepter cette théorie et conclut : « On voit pour nous que le typhus est toujours dû à la contagion et nous ne croyons pas que le germe, encore inconnu, puisse avoir une génération spontanée. La famine, la misère, l'encombrement, la malpropreté ne peuvent produire ce germe de toutes pièces. »

Le typhus est, en effet, une maladie éminemment contagieuse. L'épidémie que nous relatons, pour n'avoir pas été bien meurtrière, n'en a pas moins éprouvé le personnel préposé à ses soins. Nous avons eu, en effet, un infirmier indigène, deux infirmiers européens, dont un mort, et une infirmière contaminés. Notre chef de service, le docteur Amor, a également contracté le typhus. Nous n'avons eu aucune contamination en dehors du personnel, aucun cas dans les autres salles que nous ayons été obligés d'évacuer au pavillon des typhiques. Nous n'avons eu, par conséquent, de contagion que par contact direct.

C'est bien le mode le plus admis par les auteurs. Netter ni Thibierge n'admettent pas la contamination par l'air. Pour les uns, comme Jaccoud et Netter, il faut un contact prolongé avec les malades ; pour Hildebrand, le contact, pour si léger qu'il soit, suffit pour transmettre la maladie.

Dubief et Brühl admettent la contamination par les voies aériennes.

Des faits semblent prouver que la contamination peut se faire par la bouche. Rouquet, dans sa thèse sur le typhus d'Alger en 94, cite le cas du docteur Treille, qui attribue sa propre contamination au crayon qu'il portait souvent à sa bouche pour prendre des notes.

Nous admettons volontiers la contamination par les voies respiratoires par l'observation de ce que Jacquot appelle la typhisation à petites doses. Il nous est souvent arrivé, à notre chef de service et à nous-même, surtout après une visite prolongée, de ressentir à la sortie du pavillon, du vertige, des nausées, quelquefois suivies de vomissements, phénomènes que nous attribuons à l'odeur spéciale qu'exhalent les malades et qui imprégnait fortement notre muqueuse respiratoire. Notre chef de service, qui a souvent éprouvé cette sensation, a fini par être contaminé.

La voie suivie par le microbe serait la voie sanguine. Des faits cités par les auteurs, semblent plaider en faveur de ce mode de transmission. Netter cite le cas de Moczutkowski, qui s'inocula intentionnellement le sang d'une malade atteinte de typhus exanthématique à Odessa. Dix-huit jours après se déclara chez lui un typhus exanthématique très grave et des plus caractéristiques, dont la durée fut de 14 jours.

L'intermédiaire serait un petit insecte. Chantemesse admet la transmission par la piqûre de parasites et cette opinion vient d'être confirmée tout dernièrement par Nicolle, de Tunis, qui a réussi à inoculer le typhus exanthématique à un singe anthropoïde par l'intermédiaire du pou.

Nous devons faire remarquer ici que nos infirmiers, notre infirmière et notre chef de service ne furent contaminés qu'au bout d'un temps assez long, et quoique les auteurs prétendent qu'un séjour très court auprès de malades atteints de typhus suffit pour permettre la contamination, nous croyons fermement que la longueur du séjour auprès des malades constitue un facteur puissant de contamination. Il ne se produit pas, comme on pourrait le croire, une immunisation à longue échéance, mais plutôt une imprégnation continuelle et progressivement croissante, contre laquelle ne peuvent plus résister nos phagocytes. Notre chef de service, qui assurait l'épidémie depuis le 20 avril, n'est tombé que vers la fin du mois de juin. L'infirmier Thomas Garcia, dont je rapporte l'observation, n'a été contaminé qu'après un mois de service, de même l'infirmière Caroline Freytag; et Fritz au bout de 20 jours. Mon camarade d'internat et moi-même, qui nous sommes relevés périodiquement, sommes sortis indemnes. Au chapitre de la prophylaxie, nous dirons notre opinion sur ce point, au point de vue des précautions à prendre pour le personnel dans les épidémies de typhus.

SYMPTOMATOLOGIE

Le typhus exanthématique présente des symptômes communs à plusieurs maladies infectieuses et des symptômes particuliers qui lui donnent sa physionomie propre : ces derniers sont les plus importants et permettent seuls le diagnostic. Les principaux sont l'éruption et le tracé thermique. Avant d'en parler, nous signalerons le vertige comme signe précoce d'une réelle valeur. Nous en ajouterons un autre que nous avons souvent constaté et que nous relatons dans nos observations : c'est une hyperesthésie et une myalgie très prononcées. Ce n'est pas, à coup sûr, un signe pathognomonique, mais, dans bien des cas, avant que l'éruption ne se manifestât, il nous a permis de poser le diagnostic. Notre chef de service a attiré particulièrement notre attention sur ce signe. Quand on amenait à l'ambulance un malade suspect, présentant un état typhique, nous exercions une pression très légère sur certains muscles, les pectoraux et les muscles de l'avant bras, et aussitôt, par action réflexe, nous provoquions une contraction fibrillaire des muscles de la face exprimant la douleur et une défense du sujet. Le docteur Amor a constaté sur lui-même ce signe dès qu'il se fût alité. L'exanthème ne tardait pas à faire son apparition.

Nous signalerons un autre signe, mais un peu plus tardif, c'est la surdité des typhiques. Nous l'avons observée assez fréquemment et l'infirmière Caroline Freytag nous en a offert un très bel exemple.

Le faciès est caractéristique. Il exprime l'angoisse, l'indifférence, la stupeur, l'hébétude. Il est assez difficile de le définir, il faut l'avoir vu. Il frappe au même titre que le faciès grippé, le faciès méningitique ou typhoïdique.

Un des symptômes les plus pénibles est la sensation d'un poids énorme dans les membres inférieurs. Le docteur Amor, qui s'analysait complètement (il n'a jamais déliré), nous affirmait que cette douleur était vraiment intolérable, revêtant le type métamérique et venant du rachis par irradiation.

La langue du typhique est celle des grandes pyrexies. Mais elle n'est pas sèche et rôtie dès le début. Elle est fortement saburrale.

L'odeur spéciale dont parlent certains auteurs existe réellement. Est elle spécifique du typhus exanthématique ou n'est elle seulement, comme le dit Netter, en rapport avec la malpropreté originelle des sujets qui fournissent le principal contingent à la maladie. Nous croyons, personnellement, qu'il y a autre chose. Les typhiques, pour la plupart sujets indigènes, étaient traités à leur entrée à l'hôpital comme leurs corréligionnaires non typhiques, par le premier bain de propreté. Eh bien, les salles des indigènes atteints d'autres pyrexies n'ont jamais exhalé cette odeur de putréfaction qui se dégageait du pavillon d'isolement, surtout dans une salle dont on avait un instant fermé les fenêtres. Jamais, après la visite aux indigènes, dont la propreté est très douteuse, nous n'avons ressenti le malaise spécial accompagné de vertige et de nausées qui nous saisissait à la sortie de l'ambulance pour peu que la visite se fût prolongée.

Nous ne ferons que mentionner l'hypertrophie splénique. Nous ne lui attribuons aucune valeur diagnostique. Presque tous les indigènes sont des paludéens chroniques et ont tous des rates volumineuses, quelquefois vraiment gigantesques.

L'exanthème, qui est comme la signature de la maladie, consiste en des taches rosées, ou quelquefois rouge vineuses, disparaissant nettement à la pression. Nous avons constaté dans cette épidémie, deux cas seulement d'éruption pétéchiale d'emblée : un indigène et un Européen. Dans tous les autres cas, elle a été exanthématique au début et nous ne l'avons pas vue souvent devenir pétéchiale. L'abondance de cet exanthème est très variable, il n'est pas d'emblée généralisé, mais débute par des parties différentes du tégument. Contrairement à ce que dit Thoinot, nous ne l'avons jamais noté sur la face dorsale des mains. Souvent nous l'avons vu débuter par le dos. Toujours il a respecté la face et la cou.

La formule de Murchison : « L'abondance de l'éruption, sa couleur et la rapidité de son passage à la teinte purpurique sont en raison directe de la gravité du cas », s'est trouvée vérifiée dans cette épidémie. Nous n'avons pas noté des cas à éruption confluente, peu de pétéchies et la mortalité n'a pas été considérable. Par contre, l'infirmier Thomas Garcia, qui présenta une éruption très abondante, rapidement envahissante, mourut au septième jour, couvert de pétéchies. Fritz, dont l'éruption était également très abondante, nous fit un typhus ataxo-adynamique.

L'infirmière Caroline Freytag et le docteur Amor, dont la guérison fut assez rapide, présentèrent une éruption discrète.

Nous avons choisi, pour étudier la marche de la température, la courbe de l'infirmier Fritz, qui a été établie dès le début de sa maladie. Il n'y a pas de période d'ascension.

Elle atteint d'emblée son acmé, elle présente pendant la période d'état des rémissions matinales légères. Au quatorzième jour, elle descend rapidement, et en deux jours nous obtenons l'apyrexie. Cette courbe est conforme aux données classiques et bien caractéristique du typhus. Elle a été celle de nos plus nombreux malades, sauf cependant la chute brusque que nous n'avons pas observée souvent. Nous avons constaté le retour au bien-être dans certains cas, du jour au lendemain, mais la chute thermique complète ne coïncidait pas avec ce retour rapide à la santé. Enfin, nous avons constaté l'ascension procritique signalée par les auteurs, dans les cas favorables.

EVOLUTION

Le typhus évolue d'une façon tellement diverse qu'il est difficile, sinon impossible de poser une règle absolue.

La période d'incubation varie de quelques heures à 20 jours. Elle a été courte chez nos infirmiers contaminés et a été marquée par quelques prodromes tels que l'insomnie, l'inappétence. Il nous serait assez malaisé de dire s'il en a été de même pour les autres malades qui nous arrivaient tous à la période d'état et qu'il était la plupart du temps impossible d'interroger.

La période d'état n'a guère dépassé 15 jours dans les cas non compliqués. Elle est marquée habituellement par un délire violent qui n'existe d'ailleurs que dans les formes graves. Nous l'avons peu observé dans cette épidémie. Nous avons noté beaucoup plus souvent la prostration et l'abattement.

La convalescence s'installe très vite et n'est pas du tout comparable à celle de la fièvre typhoïde. Nos malades quittaient l'hôpital environ au trentième jour, mais dans beaucoup de cas ils auraient pu sortir plus tôt. On ne les gardait que par mesure de prophylaxie.

Les formes cliniques sont nombreuses dans le typhus : depuis la forme légère (typhus levissimus), jusqu'au typhus sidérans, le typhus ataxo-adynamique. Nous ne faisons que les citer, n'ayant observé à ce sujet dans notre épidémie, rien qui ne fût classique et décrit dans tous les auteurs.

Parmi les complications, nous avons eu des hémorragies : épistaxis, mœlena, hématurie, dont je rapporte une observation et trois parotidites, deux unilatérales suppurées, une bilatérale non suppurée. L'infirmier Thomas Garcia nous a fait une localisation sur le rein, un autre malade une otite double. La mort est survenue du fait de la myocardite, de la pneumonie, de la méningite.

DIAGNOSTIC

Le diagnostic du typhus exanthématique présente de sérieuses difficultés, surtout au début et surtout chez les indigènes, à cause de la pigmentation naturelle de leurs téguments. Il existe aussi chez eux des cas frustes en grande quantité et qui malheureusement sont très contagieux. On n'a souvent diagnostiqué le typhus que par sa rapide extension. On peut le confondre avec la méningite cérébrospinale, la dothiénentérie, la rougeole, le typhus récurrent, et en Algérie, avec quelques formes de paludisme, telles que la typho-malaria.

Il faudra se souvenir des conditions habituelles d'apparition de la maladie : d'abord sa prédilection pour la saison froide et sa propagation par les vagabonds. Dans les pays d'endémie, tels que l'Afrique du Nord, on doit y songer autant qu'aux autres infections et on n'arrivera souvent au diagnostic que par élimination.

Il faut tenir compte de son début brusque, de l'importance qui nous paraît devoir être attribuée aux phénomènes d'hyperesthésie des téguments et des muscles, de la marche du tracé thermique, de l'exanthème.

La constipation est la règle, contrairement à la diarrhée habituelle de la fièvre typhoïde.

L'exanthème respecte le visage, alors que dans la rougeole, l'éruption y est régulièrement localisée en partie.

Le paludisme sera éliminé par l'action de la quinine, qui n'agit pas dans le typhus.

Mais c'est encore au laboratoire qu'il appartient de trancher la question d'une façon certaine.

Le microscope décèlera le spirochœte d'Obermeier dans le typhus récurrent, l'hématozoaire de Laveran dans le paludisme, le séro-diagnostic de Widal dans la fièvre typhoïde, le méningocoque de Weichselbaum dans la méningite cérébro spinale. Malheureusement, ces recherches demandent un temps assez long, pendant lequel le typhus peut suivre sa marche envahissante. Le typhus ayant une évolution de courte durée, le meilleur procédé sera d'attendre l'établissement de la courbe thermique, en pratiquant l'isolement rigoureux de tous les suspects.

PROPHYLAXIE

Le typhus est une maladie infectieuse, à bacille encore incomplètement connu, épidémique et contagieuse, à un très haut degré. On doit donc lui appliquer la prophylaxie dite des maladies transmissibles, fixée par la loi de 1902 sur l'hygiène publique et privée en France. En raison de sa facilité très grande d'expansion, peut-être devrait-on lui appliquer la prophylaxie générale mise en œuvre contre toute les maladies pestilentielles : la peste et le choléra asiatique. Les auteurs citent des épidémies de typhus occasionnées dans des ports d'Europe, par des individus venant d'un foyer contaminé, tel le cas du navire égyptien le *Scheah Gehald,* qui transporta le typhus d'Egypte à Liverpool, celui de Toulon en 1864.

L'épidémie de 93 en France, contrôlée par Napias, Netter et Thoinot, prouve bien que nous sommes exposés à subir ses atteintes.

L'endémicité du typhus en Algérie, ses apparitions fréquentes dans la colonie, sous forme d'épidémies toujours sérieuses, constituent un danger, non seulement pour les sujets algériens, indigènes ou européens, mais encore pour la métropole, en raison des rapports nombreux et des fréquentes communications entre ports français et ports algériens.

Nous devons être d'autant plus sévères dans l'application des mesures prophylactiques contre le typhus que nous ne savons pas le traiter et surtout qu'il est beaucoup plus meurtrier pour ceux qui le reçoivent que pour ceux qui nous le donnent.

Il est à peu près démontré, d'après les expériences récentes de Nicolle, de l'Institut Pasteur de Tunis, que le typhus se communique par l'intermédiaire des parasites, sans exclure d'ailleurs les autres modes de contagion. C'est donc contre ces hôtes habituels des sujets indigènes que nous devons agir.

Il est prouvé par les statistiques et l'historique des principales épidémies que la saison froide ou tout au moins le printemps sont les époques de prédilection de la maladie. C'est à ce moment-là qu'il faudra surveiller de très près le vagabondage. Il existe en Algérie une loi spéciale sur l'Indigénat, en vertu de laquelle un indigène ne peut quitter sa tribu qu'avec un sauf-conduit délivré par l'administrateur de son district. Il est à désirer que tout individu suspect soit soumis à un examen médical et qu'on procède à la désinfection de ses hardes, avant qu'il ne soit autorisé à quitter son pays. On opère dans les grands centres, des râfles de vagabonds, principalement dans les cafés maures ; on les incarcère pendant un certain temps, on les lâche ensuite dans toutes les directions et si un cas de typhus méconnu a éclaté dans la prison, ils transportent le contage à distance. Le fait s'est souvent produit et a été souvent la cause de l'éclosion d'un foyer épidémique. Les prisons doivent être tout spécialement surveillées par la police sanitaire ; il faut désinfecter les locaux périodiquement. Chacune devrait être pourvue d'une étuve à désinfection pour les effets des miséreux.

Le typhus présente une marche envahissante très rapide. A peine était-il à Souk-Ahras que bientôt Constantine, Bougie, Bône, étaient contaminées. C'est par l'isolement de toutes les personnes ayant approché un typhique (parents ou autres), qu'on peut arriver à éteindre un foyer sur place. On a noté souvent, dans la genèse des épidémies de l'Afrique du Nord, l'influence du café maure comme point de départ. C'est là qu'il faut frapper et avant tout isoler tous les individus qui l'ont habité au moment de la découverte d'un cas suspect, et les empêcher de quitter la localité. Il faut ensuite opérer la désinfection rigoureuse du local.

A Bône, les mesures prophylactiques furent tout de suite mises en œuvre sous la direction de M. le docteur Builliod. Une voiture d'ambulance complètement fermée était spécialement affectée au transport des typhiques à l'hôpital. Mais qu'il nous soit permis de faire remarquer ici que le malade suspect, avant d'aller à l'hôpital, était transporté au service de la consultation des indigents et restait là le temps nécessaire au libellé de son billet d'entrée. Souvent, quand il pouvait marcher, il entrait dans la salle commune, au risque de contaminer l'entourage. Tout cas suspect, en temps d'épidémie, devrait être immédiatement dirigé sur l'hôpital, sans passer autre part. Le service de garde se chargerait de le diriger, après examen, au pavillon des contagieux et les formalités administratives seraient ensuite remplies.

On a pratiqué régulièrement la fermeture pendant plusieurs jours consécutifs des cafés maures où avaient été ramassés des typhiques, et on a procédé à la sulfuration et au blanchiment à la chaux. C'est parfaitement suffisant, mais sans préjudice de l'isolement de tous les individus présents au moment où on vient de relever un cas suspect.

La prophylaxie réalisée à l'hôpital de Bône nous paraît

réaliser de grands progrès sur ce qu'elle fut pendant les épidémies antérieures. L'hôpital est bâti à flanc de coteau et domine la ville et le port de Bône, les pavillons sont étagés en amphithéâtre et le pavillon des contagieux, dont la construction remonte à peine à une dizaine d'années, domine tous les autres. Avant de le décrire, nous tenons à faire remarquer que les typhiques entraient à l'hôpital par une porte spéciale, mais qu'ils étaient obligés de traverser deux cours de non-contagieux pour arriver à leur pavillon. C'est une lacune à combler.

Le pavillon d'isolement est donc relativement assez élevé au-dessus du niveau de la mer. Il est orienté, suivant sa longueur, de l'est à l'ouest, ses grandes façades regardent, l'une le midi, l'autre le nord ; celle-ci donne sur un bois de sapins. Il est donc parfaitement isolé et bien ventilé. Il possède un rez-de chaussée et un étage. Chaque étage comprend plusieurs salles complètement séparées les unes des autres par des cloisons. Les plafonds sont en ogive et les angles arrondis ; les pièces offrent ainsi un cubage d'air considérable. Chaque étage est prolongé à l'extérieur par une vérandah très ensoleillée. Au rez-de-chaussée, à chaque extrémité du pavillon, se trouvent plusieurs petites salles annexes : l'une servait de cabinet au personnel médical, l'autre aux infirmiers. Malheureusement, devant le nombre des malades, nous fûmes obligés d'aménager d'urgence des locaux de fortune : une grande tente fut dressée et on utilisa une des baraques provisoires (?) que possède l'hôpital depuis 25 ans. Mais nous n'eûmes qu'à y faire séjourner des convalescents. D'ailleurs, si au point de vue du confortable, ces locaux laissaient à désirer, ils réalisaient le maximum de garantie par leur isolement parfait. Toute communication avec le non-contagieux, grâce à une barrière de protection, était absolument impossible et nous n'avons eu à enregistrer aucune contamination en dehors du personnel.

Tels étaient les locaux destinés aux hommes. Ils présentent une garantie bien suffisante. Il n'en fut pas de même pour les typhiques femmes. Cette épidémie nous en présenta heureusement fort peu de cas. Le local à elles affecté est petit, mal aéré et, chose grave, situé au centre même de l'hôpital.

Comme antiseptique, nous avons employé le crésyl à 5 pour 100. Deux fois par jour les planchers des salles et les vérandahs étaient énergiquement frottés avec cette solution. L'odeur de cet antiseptique et la ventilation suffisante nous paraissent les meilleurs moyens à opposer aux exhalaisons putrides de ces malheureux.

Que doit on faire pour la protection du personnel ? Le problème est sérieux et n'a pas encore reçu de solution satisfaisante. Il faudrait être fixé exactement sur le mode de contagion et les auteurs ne sont pas d'accord. Dans cette épidémie, selon la règle, les infirmiers furent les plus atteints. Ils ne quittaient pas le périmètre d'isolement et prenaient leur repas, bien entendu, en dehors de tout contact avec les malades. Il leur fut alloué, durant toute l'épidémie, la ration de suralimentation. Nous avons exigé d'eux l'antisepsie rigoureuse du nez et de la bouche, mais ces mesures n'ont pas suffi. Sur 5 infirmiers, un seul resta indemne. Comme nous le disions plus haut, la contamination a été tardive et nous paraît avoir frappé le personnel, fatigué par la longueur de l'épidémie, et malgré les exemples cités par les auteurs de contamination extemporanée, il nous semble que la meilleure façon de protéger le personnel serait de le relever fréquemment. En ne considérant que les faits constatés dans cette épidémie, nous sommes fortement attachés à la théorie de l'impré gnation graduelle, finissant par saturer l'économie et annihiler ses moyens de défense.

On sait, d'autre part, que le typhus ne récidive presque jamais. Nous proposerons donc de prendre comme infirmiers des sujets ayant contracté le typhus. Nous croyons que ce recrutement est facile. Il suffirait que tout malade, à sa sortie de l'hôpital, fût inscrit sur une fiche sanitaire, avec tous les renseignements sur sa profession, sa résidence habituelle, et que cette fiche fût envoyée et conservée dans les hôpitaux de la colonie. On donnerait aux malades déjà atteints la préférence sur les autres dans le choix des infirmiers.

La désinfection des effets a été pratiquée d'une façon rigoureuse. L'hôpital possède une étuve à vapeur sous pression. A la fin de l'épidémie, tous les objets de literie et les tentes furent incinérés.

TRAITEMENT

On trouve dans tous les traités qu'il n'existe pour le typhus qu'un traitement purement symptomatique. Les traitements proposés et mis en œuvre sont nombreux. Nous nous contenterons d'exposer celui que nous avons appliqué.

Tout malade, à son entrée, sauf contre indication, était baigné à 38°.

Le lendemain, un purgatif salin était administré.

Contre l'hyperthermie nous avons employé le pyramidon à doses fractionnées.

La strychnine associée à la spartéine nous a été d'un grand secours dans les cas de collapsus.

Enfin, nous ferons remarquer que nous n'avons pas hésité à alimenter précocement nos malades. Nous n'avons pas attendu l'apyrexie complète et nous n'avons noté aucun accident imputable à cette façon d'agir. C'est un point de diététique sur lequel nous insistons. Il ne faut pas oublier que le typhus des Arabes est le typhus des faméliques. Il faut, et on peut le faire sans inconvénient, les alimenter sitôt qu'ils le demandent.

Nous avons essayé de traiter le typhus par les injections de sérum antipesteux. Nous ferons remarquer que la quantité de sérum mise à notre disposition n'était pas considérable et datait de deux ans. Pour se faire une opinion précise sur la valeur de ce traitement, il eût fallu traiter 110 typhiques par le sérum et 110 par les moyens habituels et les résultats comparés nous auraient édifiés. Nous n'avons pas pu le faire. Néanmoins, nous avons choisi un certain nombre de typhiques nettement caractérisés, et à état général grave. Nous n'avons pas enregistré de décès parmi les malades ainsi traités. Le cycle de la maladie nous a paru raccourci et nous avons vu un bien-être sensible succéder immédiatement à l'injection. A ces malades, nous n'avons donné aucun antithermique et nous avons observé des chutes de température suivant de très près l'injection. Nous n'insisterons pas davantage sur ces modestes essais, mais nous croirions être incomplet si nous n'essayions de les légitimer. Nous avons cru pouvoir les faire, conforme en cela à une méthode qui n'est pas nouvelle, celle de l'hétérosérothérapie, telle, par exemple, celle du sérum antidiphtérique, nous avons choisi le sérum antipesteux parce que le typhus n'est pas sans analogie avec la peste en tant que maladie pandémique. Comme elle, il a ses foyers d'endémie, il présente la forme sidérante et la forme ambulatoire, il est très contagieux et paraît d'après les nouvelles recherches se communiquer par l'intermédiaire des parasites, il attaque souvent les voies respiratoires, il a une courte évolution. Enfin, il a fait comme la peste, cette compagne inséparable, cette sœur aînée du typhus, comme l'appelle Kelsch, de grands ravages et a dû constituer une des formes de grandes maladies (pestes) des anciens. Peut-être le bacille du typhus est-il proche parent de celui de la peste ? Qu'on veuille bien nous permettre une telle hypothèse, trop heureux si des voix plus autorisées que la nôtre daignaient, dans les prochaines épidémies, émettre leur avis, en étendant comme il convient le champ de ces modestes expériences.

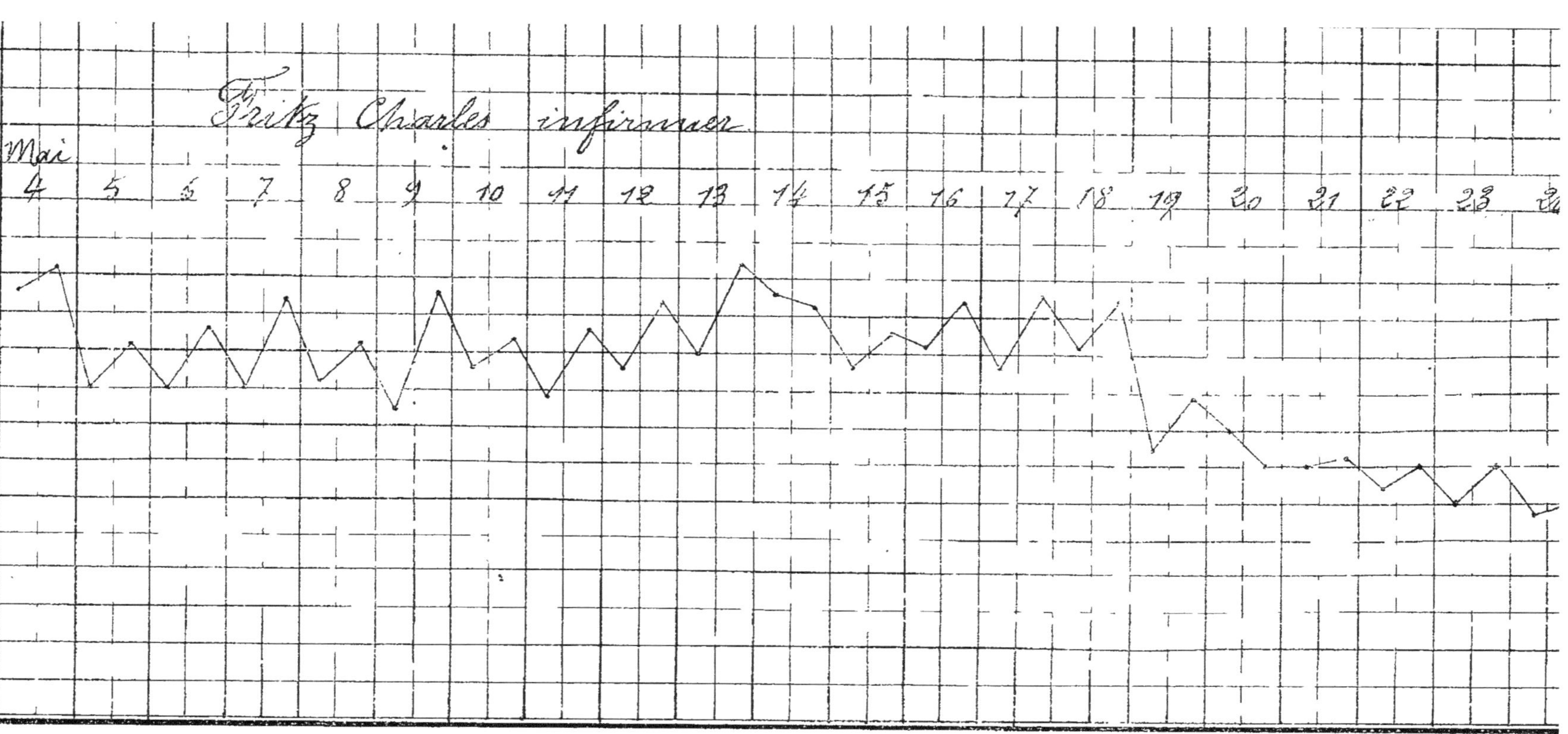

Fritz Charles infirmier
Mai
4
5
6
7
8
9
10
11
12
13
14
15
16
17
18
19
20
21
22
23

OBSERVATIONS

Nous avons choisi parmi les observations que nous avons recueillies, uniquement celles qui offrent quelque intérêt, et nous les classons dans l'ordre chronologique.

Observation I

Typhus exanthématique grave (cas intérieur). — Guérison

Fritz. Charles, infirmier. Le malade était en traitement à l'hôpital civil de Bône depuis deux mois environ, pour une ostéo myélite du tibia. A sa guérison, il accepta de prendre comme infirmier le service des typhiques, le 15 avril. Le 4 mai, après quelques prodromes, tels que la céphalée et le vertige, il est obligé de s'aliter. La température atteint, le matin, 39°8, malgré une sensation de froid intense. Le malade accuse une forte céphalée et une rachialgie intense. Sa langue est fortement saburrale. Il absorbe trois doses de pyramidon de 15 centigrammes.

Le 5, la fièvre, qui avait atteint 40°2 le soir, descend à 38°5, mais le malade qui a passé toute la nuit dans l'insomnie et l'agitation, se plaint d'une grande fatigue. Dans l'après-midi, il présente quelques frissonnements répétés, et la température atteint le soir 39°1.

6 mai 1909. — Mêmes symptômes plus accentués ; la

céphalée paraît plus violente. Nous lui mettons de la glace sur la tête.

7, 8, 9, 10, 11 mai. — Etat stationnaire. L'éruption est apparue le 8 et a débuté par le dos. Elle s'est généralisée, et le 11 occupe tout le tégument, sauf le visage et les extrémités.

12 mai. — Le soir, notre malade est pris d'un délire violent qui persiste toute la nuit pour s'atténuer au réveil.

13 mai. — Le malade est toujours en proie à une agitation extrême. Nous lui administrons un lavement de chloral. Le soir, après un moment de calme, de nouveau le délire s'empare de lui et le garde toute la nuit.

14 mai. — Le malade est très abattu, son pouls est fréquent, faible, petit. Nous lui faisons 300 centimètres cubes de sérum artificiel et des injections de strychnine-spartéïne.

15, 16, 17, 18 mai. — L'état du malade ne présente rien de particulier.

Le pouls est mieux frappé, moins rapide, la langue perd de sa sécheresse.

19 mai. — La nuit du 18 au 19 a été bonne, la température tombe à 37°5 ; le malade se trouve très faible et demande à manger.

20 mai. — La température s'approche de la normale. L'état général est très satisfaisant. Le malade entre en convalescence.

Observation II

Typhus à hémorragies multiples, compliqué d'otite double. — Guérison

Laroussi Mohamed, indigène, d'environ 45 ans, entré à l'hôpital civil de Bône le 11 mai 1909.

11 mai 1909. — Le malade accuse une rachialgie intense, son facies est angoissé, sa langue fortement saburrale. Il est très abattu. Son corps est couvert de taches nombreuses, presques confluentes, couleur lie de vin, s'effaçant à la pression. Au moment de son entrée à l'hôpital, l'épidémie bat son plein. Mais la coexistence d'une épidémie de variole, l'abondance et l'aspect de l'éruption font douter un instant du diagnostic. Est ce le typhus ou le rash variolique ? Le malade est isolé.

15 mai. Epistaxis abondantes, l'éruption exanthématique perd ses caractères pour devenir pétéchiale : vraies piqûres de puces, ne s'effaçant plus à la pression.

22 mai. — Nouvelles hémorragies : mœléna et hématémèse. Nous lui faisons de l'ergotine et du sérum gélatiné. Le pouls, devenu petit et filant, se relève après une injection de 300 centimètres cubes de sérum artificiel.

23 au 26 mai. — L'état du malade s'améliore. Il ne présente plus d'hémorragies. Mais il a un écoulement purulent des deux conduits auditifs et il est très anémié. La chute thermique s'opère progressivement, en lysis. La convalescence a été très longue et pénible.

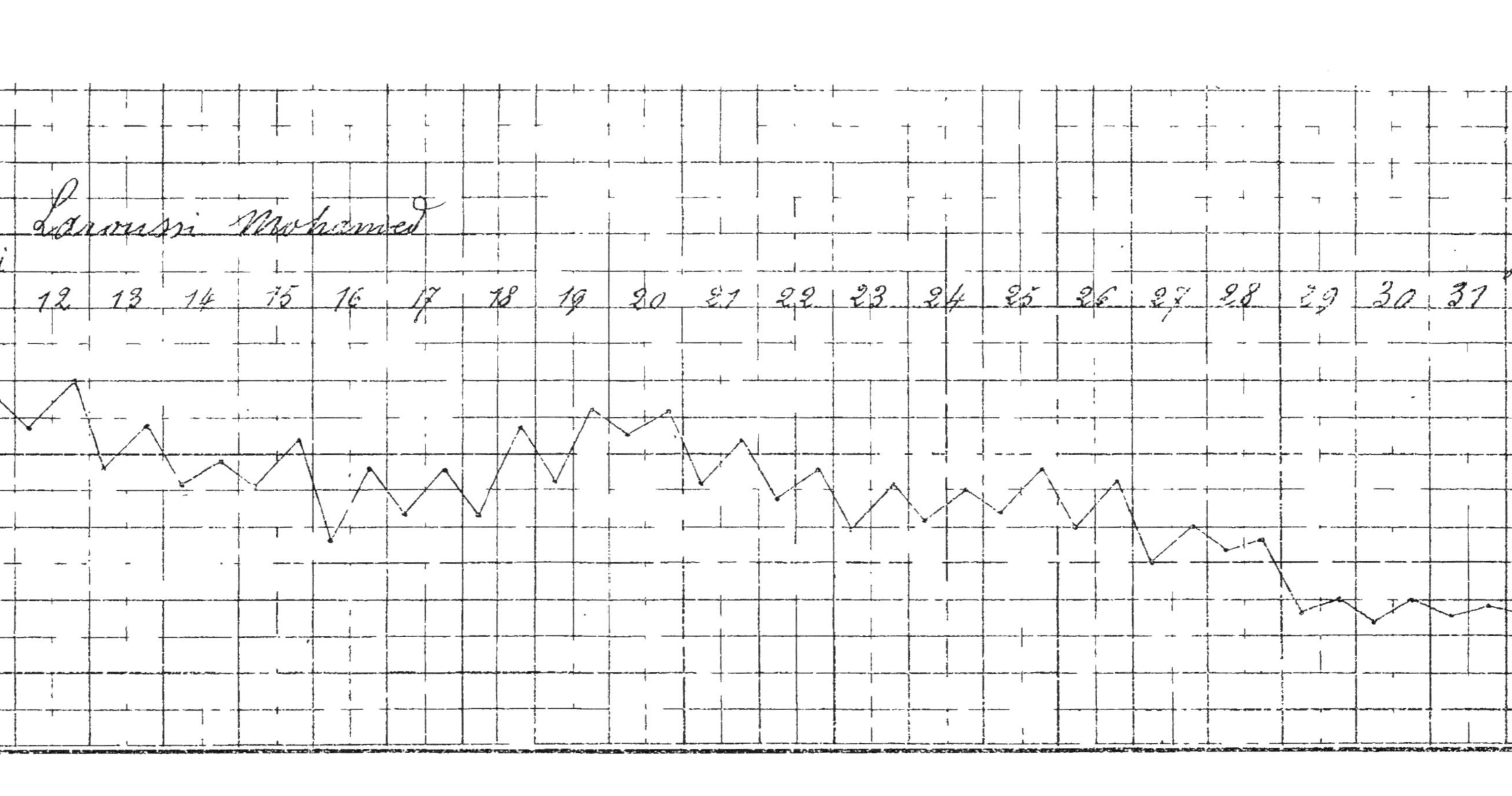
Laroussi Mohamed
12 13 14 15 16 17 18 19 20 21 22 23 24 25 26 27 28 29 30 31

Observation III

Typhus exanthématique traité par le sérum antipesteux. — Guéri

Morsi Aghbi, indigène, entré à l'hôpital civil de Bône le 15 mai 1909. Le malade est en pleine éruption. Le diagnostic n'est pas douteux.

16 mai 1909. — Etat général grave. Langue fortement saburrale. La température atteint 39°5 le matin. Le soir, à 4 heures, nous lui injectons 20 centimètres cubes de sérum anti-pesteux.

17-20. — Etat stationnaire. Le 18, nous renouvelons notre injection.

25. — Le malade entre en convalescence.

Observation IV

Typhus exanthématique traité par le sérum antipesteux. — Guéri

Mohamed ben-Amor Layazid, indigène, entré à l'hôpital civil de Bône, le 24 mai 1909. Il nous dit être tombé malade subitement vers le 20. La maladie a débuté par un frisson intense, accompagné de sueurs froides, bientôt suivi d'une sensation de chaleur considérable.

24 mai. — Eruption exanthématique très nette, facies caractéristique. Abattement extrême. Langue fortement saburrale. Constipation opiniâtre. La température atteint 39°8.

25 mai 1909. — Nous lui administrons un purgatif. L'état général n'est pas modifié. Nous lui injectons, le soir, 40 centimètres cubes de sérum anti-pesteux.

26, 27, 28. — La fièvre est moins accentuée ; nous lui injectons, pendant ces trois jours, 20 centimètres cubes de sérum anti pesteux. L'aspirexie est complète le 1er juin. Le malade entre en convalescence.

Observation V

Typhus exanthématique traité par le sérum antipesteux. — Guéri

Ali ben Abd-el-Kader, entré à l'hôpital civil de Bône le 26 mai 1909.

26 mai 1909. — Exanthème très net. Cnjonctives enflammées, prostration extrême, facies indifférent, lèvres et gencives fuligineuses, état saburral très marqué. La température atteint 40°1.

27 mai 1909. — Etat stationnaire. Nous lui injectons 20 centimètres cubes de sérum anti-pesteux.

28 mai 1909. — Légère amélioration. Nouvelle injection de 20 centimètres cubes de sérum. Les jours suivants, la fièvre oscille entre 38°5 et 39°. Le malade guérit sans complications.

Observation VI

Typhus exanthématique à forme intestinale compliqué de mœléna, traité par le sérum antipesteux. — Guéri

Bouajar Amar. Entré à l'hôpital civil de Bône le 26 mai 1909. Le malade se plaint d'une violente céphalée, avec rachialgie et douleurs considérables dans les membres inférieurs. Il lui est impossible d'effectuer le moindre mouvement. Il présente une surdité très accentuée.

27 mai 1909. — L'état général s'aggrave. Le pouls est

rapide, mou, dépressible. Son facies exprime l'angoisse. Sa langue est saburrale. Le malade présente des vomissements répétés. Douleur considérable à la pression, dans la fosse iliaque droite. Diarrhée fétide. Nous lui injectons 20 centimètres cubes de sérum anti-pesteux.

29 mai. — L'exanthème, à peine visible les jours précédents, s'accentue. L'état général est stationnaire, la diarrhée persiste. La température atteint 39°5. Nouvelle injection de 20 centimètres cubes.

La température atteint 40°.

2 juin. — Le malade présente des selles noirâtres, couleur marc de café, il vomit abondamment, mais sans hématémèse. Nous lui injectons 3 centimètres cubes d'ergotine Yvon et nous lui administrons des lavements gélatinés.

3 juin. — Nouvelle hémorragie. Même traitement. Vessie de glace sur l'abdomen. Nouvelle injection de 20 centimètres cubes de sérum anti-pesteux.

6 juin. — Amélioration sensible. Les selles sont redevenues normales.

8 juin. — La température baisse progressivement. Le malade réclame fortement l'alimentation solide. Elle lui est accordée à partir du 10. Le 13, l'apyrexie est complète.

Observation VII

Typhus exanthématique à forme méningitique. — Mort

X..., indigène, entré à l'hôpital civil de Bône, le 26 mai 1909.

26 mai. — Etat comateux ; les pupilles ne réagissent pas à la lumière ; raideur de la nuque très nette, lèvres et gencives fuligineuses, conjonctives fortement injectées.

La température n'atteint que 38°8. Le pouls est à 120. L'exanthème est généralisé, sauf au visage et aux extrémités. Le malade exhale une odeur putride. Il présente des contractions fibrillaires des muscles de la face, déterminées par le moindre bruit. Nous lui injectons 400 centimètres cubes de sérum artificiel et un centimètre cube de solution de strychnine spartéine.

27 mai. — La température tombe, le matin, à 38°2, le pouls est toujours rapide, mou, dépressible. Le malade est toujours dans le coma. Constipation. Vessie de glace sur la tête.

28 mai. — Etat stationnaire.

29 mai. — Même état général. Les taches ne s'effacent plus à la pression, dans certains territoires cutanés. Le pouls devient incomptable pendant que le malade se refroidit considérablement. Il meurt en hypothermie, à deux heures de l'après-midi, sans être sorti du coma.

Observation VIII

Typhus exanthématique traité par le sérum anti-pesteux. — Guéri.

Tena Belkacem, indigène, entré à l'hôpital civil de Bône le 26 mai 1909.

26 mai. — Violent mal de tête. Conjonctives enflammées, visage exprimant la prostration et l'abattement, et animé de quelques contractions fibrillaires. Le malade présente dans ses quatre membres, une hyperesthésie et une myalgie très marquée. Le moindre contact lui est insupportable. Il bredouille de temps à autre quelques mots inintelligibles. Son haleine est fétide. Langue rouge à la pointe, saburrale au milieu et sur les bords. Raideur de la nuque accentuée. L'éruption exanthématique est très nette, sur-

tout au thorax et à l'abdomen, moins sur les membres, absente au visage, au cou et à la face dorsale des mains. Nous lui injectons, le soir de son entrée, 40 centimètres cubes de sérum anti-pesteux.

27 mai. — Etat stationnaire. Température 39°4. Elle était hier de 40°2. La rémission est donc assez marquée, mais le soir, le thermomètre marque 39°8. Nouvelle injection de 20 centimètres cubes de sérum.

28 mai. — Température à peu près stationnaire. Amélioration légère dans l'état général. L'œil paraît plus vif, le tégument moins hyperesthésié, la langue un peu plus humide. Nouvelle injection.

29, 30, 31 mai. — Le malade a toujours de la fièvre, mais son état général s'améliore sensiblement. La constipation, qui était opiniâtre au début, finit pas s'amender.

3 juin. — Même état. Nouvelle injection de 20 centimètres cubes de sérum anti-pesteux.

5 juin. — Le malade entre en convalescence. La fièvre a disparu. L'exanthème pâlit et ne passe pas à la phase pétéchiale. Le malade reçoit l'aliment solide qu'il réclame impérieusement.

Observation IX

Typhus exanthématique grave à éruption pétéchiale d'emblée et à hémorragies multiples, traité par le sérum anti pesteux. — Guéri.

Cazanova Xavier, sujet corse, 40 ans, entré à l'hôpital civil de Bône, le 27 mai 1909.

27 mai. — Prostration extrême, état général alarmant, lèvres et gencives fuligineuses, langue saburrale, conjonctives enflammées. Le malade ne répond pas aux questions qu'on lui pose. Son facies est caractéristique : regard va-

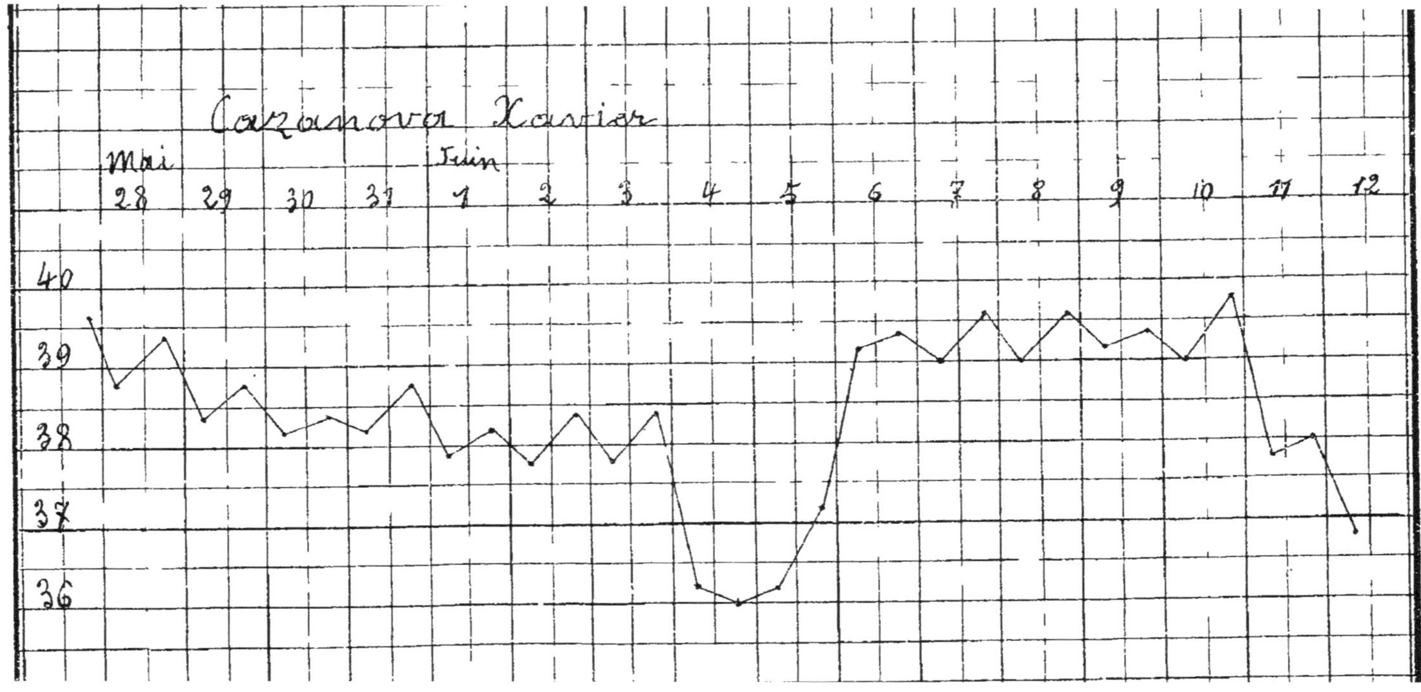

Cazanova Xavier
Mai
28
29
30
31
Juin
1
2
3
4
5
6
7
8
9
10
11
12
40
39
38
37
36

gue, visage indifférent, animé par instants de contractions fibrillaires. Soubresauts des tendons aux membres inférieurs. Raideur de la nuque. A la recherche de l'exanthème, nous trouvons seulement sur les avant-bras des pétéchies nombreuses, et rien sur les autres parties du corps. Le thermomètre marque 39°6, le pouls est petit, filant, et bat à 120.

28 mai. — Eruption pétéchiale généralisée, état général toujours grave. La température se maintient toujours, le soir, au-dessus de 39°. Le pouls est un peu moins rapide mais toujours faible. Le malade reçoit 20 centimètres cubes de sérum anti-pesteux.

29 mai. — Légère amélioration dans l'état général : les lèvres et les gencives perdent leur fuliginosité, la langue est toujours saburrale, un peu rôtie sur les bords et à la pointe. Nouvelle piqûre le soir de 20 centimètres cubes de sérum anti-pesteux.

30, 31 mai. — Etat stationnaire, évolution en apparence favorable. Température ne dépassant pas 39°. Pouls en bon état relatif.

2 et 3 juin. — Mœléna et épistaxis abondante, mettant le malade en état d'anémie extrême. Nous pratiquons le tamponnement des fosses nasales et injections du sérum gélatiné et 500 centimètres cubes de sérum artificiel.

4 juin. — Chute thermique subite, état général grave. Pouls rapide, mou, filant. Embryocardie. Le malade est en état de collapsus. Sérum artificiel. Piqûres de strychnine-spartéine, le pouls semble se relever, mais cet état persiste jusqu'au lendemain matin.

5 juin. — Sous l'influence du sérum et de la caféine, le pouls prend de la vigueur, la température s'élève progressivement, le malade sort du collapsus et l'état général

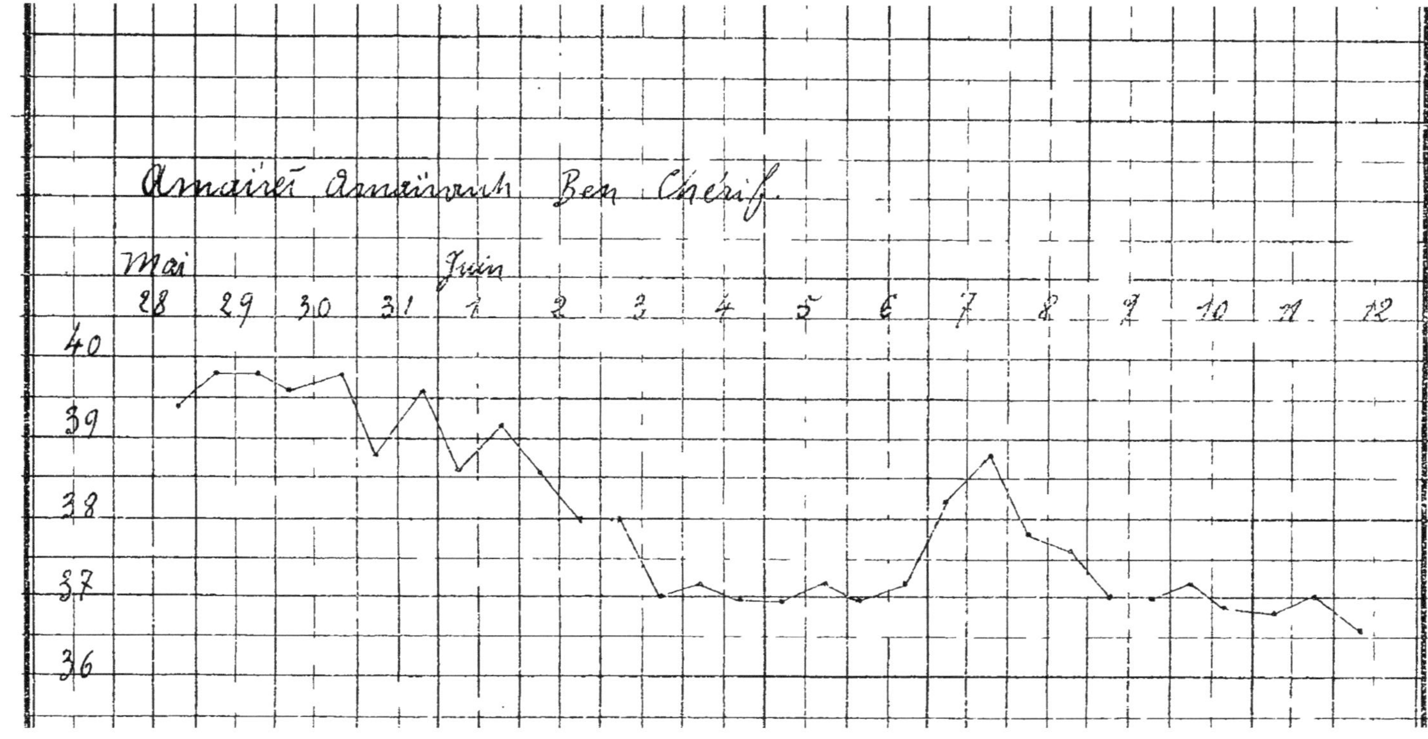
Ben Chérif.
Mai
Juin
28
29
30
31
1
2
3
4
5
6
7
8
9
10
11
12
40
39
38
37
36

semble s'améliorer. La température monte brusquement au-dessus de 39°, le soir.

6-7 juin. — Etat général meilleur. Fièvre toujours élevée, le regard est plus animé, la langue plus humide. Nous n'avons plus constaté d'hémorragie.

8 juin. — Etat stationnaire. Nous pratiquons une injection de 20 centimètres cubes de sérum anti-pesteux.

10 juin. — Etat général satisfaisant. Ascension procritique le soir.

11 et 12 juin. — Chute thermique en deux jours et qui se maintient les jours suivants. Le malade entre en convalescence.

Observation X

Typhus exanthématique traité par le sérum anti-pesteux. — Guéri.

Amaïret Amaïrouch ben Chérif, indigène, âgé de 30 ans, entré le 28 mai 1909 à l'hôpital civil de Bône. Il vient de Souk-Ahras, où existe une épidémie de typhus. Il est ramassé dans un café maure et transporté d'urgence à l'hôpital.

28 mai 1909. — Violente céphalée et douleurs insupportables dans les membres inférieurs. L'interrogatoire, très pénible d'ailleurs, nous apprend qu'il est malade depuis quatre jours. La maladie a débuté par une forte rachialgie avec irradiations pénibles dans les membres inférieurs. Constipation. Soubresauts tendineux dans tout le corps. Agitation extrême. Nous lui donnons un lavement de chloral et nous pratiquons une injection de 20 cmc. de sérum antipesteux.

29 mai. — L'exanthème typhique, très discret la veille, se caractérise nettement. Il envahit peu à peu tout le tégument et est généralisé le 1er juin.

1er juin. — Etat général stationnaire.

2 juin. — Même état. Nouvelle injection de 20 cmc. de sérum antipesteux.

3, 4, 5 juin. — Etat général satisfaisant. Température très modérée.

6, 7 juin. — Crise thermique. Nouvelle injection de sérum.

8 juin. — L'apyrexie s'obtient graduellement en lysis, et se maintient à partir du 10.

Observation XI

Typhus exanthématique traité par le sérum antipesteux. Guéri.

Samzar Mohamed ben Mokran, 26 ans, entré à l'hôpital civil de Bône le 28 mai 1909. Il vient de Philippeville et dit se trouver à Bône depuis huit jours.

28 mai. — Violent mal de tête et vertiges depuis environ cinq jours. Hypéresthésie et myalgie, surtout prononcées dans les membres inférieurs. Injection des conjonctives. Râles de bronchite des deux côtés. L'éruption occupe le thorax, l'abdomen, respecte le visage, le cou, les extrémités. Elle revêt ses caractères habituels : taches rouges vineuses, roses, s'effaçant à la pression. La température est de 39°9 ; le pouls peu rapide : 86 pulsations.

29 mai. — Etat stationnaire. On lui administre un purgatif, et le soir nous injectons 20 cmc. de sérum antipesteux.

30 mai. Etat général satisfaisant. Nouvelle injection de sérum antipesteux (20 cmc.).

31 mai, 1er, 2 juin. — Légère amélioration.

3, 4, 5 mai. — Chute en lysis. Le malade entre en convalescence.

Observation XII

Typhus exanthématique traité par le sérum anti-pesteux. — Guéri.

Bengosna Ahmed ben Ali, sujet indigène, entré à l'hôpital civil de Bône le 31 mai 1909.

31 mai. — Le malade est à la période d'état et offre les symptômes particuliers à l'infection : exanthème très net, faciès caractéristique. Température 39°7. Pouls, 120.

1er et 2 juin. — Etat général stationnaire. Le malade reçoit 40 cmc. de sérum antipesteux.

3 juin. — La température atteint 40°2. Nouvelle injection de 20 cmc.

4 juin. — La température est tombée à 39 degrés. Le pouls est à 80, fort, plein. L'exanthème diminue.

5, 6, 7, 8 juin. — Amélioration très sensible, qui se continue sans complications.

14 juin. — Chute thermique en lysis. Convalescence.

Observation XIII

Typhus exanthématique compliqué d'urémie. — Cas intérieur. — Mort.

Thomas Garcia, 53 ans, infirmier hors classe à l'hôpital civil de Bône, depuis une trentaine d'années. Il avait déjà assuré le service des contagieux, lors d'une épidémie plus sérieuse, en 1895, sans subir les atteintes du mal. Cette fois, malgré la bénignité plus grande de l'épidémie, il devait payer de sa vie son dévouement aux indigènes frappés du typhus. Il prend le service de l'épi-

Thomas Grenier Infirmier Mort

Juin

3 4 5 6 7 8 9 10 11 12

41

40

39

38

37

36

Température prise 1 heure avant la mort

démie vers la fin du mois d'avril. Il est chargé de donner les bains aux malades et de prendre les températures axillaires. Pendant les vingt premiers jours de son service, tout va bien, pas le moindre malaise, l'appétit est excellent.

30 mai. — Thomas accuse des maux de tête légers, du vertige, quelques nausées, de l'insomnie. On lui administre un purgatif sans amener de bien-être. Nous pressentons qu'il incube le typhus.

3 juin. — Notre malade, n'y tenant plus, s'alite, accuse un violent mal de tête et un point de côté intense dans la région latérale droite de la base du thorax. Le thermomètre marque 39°5. Son pouls est fort, puissant, en hypertension, pas très rapide (95-100). A l'auscultation, rien d'anormal, pas même au point de côté. La percussion du foie est douloureuse. L'examen des urines fait déceler une grande quantité d'albumine, qui n'a pas été dosée.

4 juin. — Nous appliquons des ventouses scarifiées dans la région endolorie. On n'obtient pas une amélioration sensible. La température dépasse 40 degrés, la céphalée est très vive. Nous appliquons une vessie de glace sur la tête. Le malade est très agité. Nous trouvons dans le dos quelques taches roses disséminées, n'ayant aucun caractère bien net.

5 juin. — Etat stationnaire.

6 juin. — L'exanthème nous permet de confirmer le diagnostic. Il est considérable et consiste en des taches rose clair, s'effaçant à la pression, recouvrant tout le tégument, sauf le visage. Le pronostic s'assombrit. L'albumine n'a pas diminué ; la langue est fortement saburrale. Les téguments et les conjonctives présentent une coloration subictérique.

7, 8 juin. — Etat stationnaire. Agitation extrême, délire nocturne.

9 juin. — Après la visite, nous sommes appelé d'urgence auprès du malade, par la sœur du service. Nous le trouvons en proie à des convulsions généralisées à tout le corps. Son visage est animé de contractions fibrillaires. Le malade nous offre le tableau complet de la crise d'urémie. Nous pratiquons une saignée de 400 grammes, qui amène une sédation complète. Le soir, la température a baissé. Le malade n'ayant pas uriné, nous lui introduisons une sonde dans la vessie. Nous constatons de l'anurie.

10 juin. — Le matin, la température descend à 38 degrés. Nouvelle crise urémique à dix heures. Saignée de 300 grammes. A une heure de l'après-midi, le thermomètre marque 41 degrés. Le malade est très abattu. A deux heures, il meurt dans le coma. Son corps est couvert de pétéchies.

OBSERVATION XIV

Typhus exanthématique traité par le sérum anti-pesteux. — Guéri.

Berkane Mohamed, entré à l'hôpital civil de Bône, le 12 juin 1909.

12 juin. — Température du soir, 40 2. Cette température se maintient pendant dix jours entre 39 et 40 degrés. Chute brusque au onzième jour de son entrée. Ce malade a reçu 60 cmc. de sérum antipesteux. Il guérit sans complications.

Observation XV

Typhus exanthématique grave, compliqué de parotidite double, traité par le sérum anti pesteux. — Guéri.

Athman Saïd Mohamed, entré à l'hôpital civil de Bône le 15 juin 1909, en pleine période d'état. Il nous est impossible de savoir à quand remonte exactement sa maladie. L'exanthème est très net, surtout abondant sur la face antérieure du thorax et sur l'abdomen. Il revêt ses caractères habituels : taches couleur lie de vin, plus ou moins foncées, de la grosseur d'une tête d'épingle à une lentille, s'effaçant à la pression. Méningisme : raideur de la nuque, constipation, vomissement cérébral. Température dépassant 39 degrés ; pouls rapide, petit, faible.

16, 17, 18 juin. — Même état. Langue rôtie. Fièvre aux environs de 39 degrés. Il reçoit pendant ces trois jours 20 cm. de sérum antipesteux tous les soirs. Il ne lui est administré aucun antithermique.

19, 20, 21 juin. — La fièvre descend progressivement. Etat général meilleur.

22 juin. — Brusque ascension thermique. Le malade présente un gonflement appréciable dans les deux régions parotidiennes.

23 juin. — Même état. Nouvelle injection de 20 cmc. de sérum antipesteux.

24 juin. — Le gonflement des parotides est toujours marqué. Il n'y a pas de fluctuation. Nouvelle injection de 20 cmc.

25 juin. — Chute thermique. La douleur parotidienne s'atténue, le gonflement diminue légèrement.

Juin Atmman Saïd Mohamed Juillet

15 16 17 18 19 20 21 22 23 24 25 26 27 28 29 30 1

40

39

38

37

36

26, 27 juin. — Ascension procritique à 39 degrés.

28, 29, 30 juin. — Chute thermique en lysis. Le malade est convalescent. L'apyrexie persiste les jours suivants. Cette observation nous paraît bien démontrer l'action hypothermisante du sérum antipesteux dans le typhus. La sédation du début est obtenue après trois piqûres. La fièvre consécutive à la localisation sur les parotides cède, elle aussi, à deux piqûres.

Observation XVI

Typhus exanthématique traité par le sérum anti-pesteux.

Achour ben Chérif, indigène, entré à l'hôpital civil de Bône le 17 juin 1909. — Il est en pleine éruption. Son état demi-comateux ne nous permet pas de l'interroger. Néanmoins, d'après les caractères de l'exanthème et la température, il nous paraît être au cinquième jour de sa maladie. Cet exanthème n'offre rien de particulier. Il s'étend à tout le tégument, sauf au visage, particulièrement abondant sur l'abdomen, le thorax, les membres, du côté de l'extension. Langue saburrale, fendillée par places (en mosaïque). Rien à l'auscultation. Constipation.

Le 17 juin, il reçoit 20 cmc. de sérum antipesteux.

Le 18 juin, nouvelle injection.

Le malade n'a reçu aucun antithermique.

L'état reste stationnaire pendant une semaine environ.

Le 26 juin, chute brusque de la température. Convalescence.

Observation XVII

Typhus exanthématique traité par le sérum anti-pesteux. Guéri.

Riski ben Ali, sujet indigène, entré à l'hôpital civil de Bône le 21 juin. Le malade est en pleine éruption ; l'exanthème occupe tout le tégument, sauf le visage et les extrémités. Langue fortement saburrale ; hyperesthésie et myalgie prononcées. Il reçoit, le 22 juin, 20 cmc. de sérum antipesteux ; le 23, nouvelle injection. La fièvre, qui dépasse 39 degrés jusqu'au 25, tombe graduellement à partir du 26, et, le 30, disparaît complètement. Le typhus a évolué en treize jours.

BIBLIOGRAPHIE

COLIN. — Bulletin de l'Académie de médecine, 11 avril 1893.

CHANTEMESSE. — Bulletin de la Société médicale des Hôpitaux, 30 juin 1893.

GILLET. — Quelques considérations sur le typhus de Riantec. Thèse de Paris, 1872.

MAURIN. — Le typhus exanthématique ou pétéchial.

— Le typhus des Arabes, 1872.

LAVERAN et NETTER. — Bulletin de la Société médicale des Hôpitaux, juin 1893.

NETTER et THIBIERGE. — Bulletin de la Société médicale des Hôpitaux, 23 juin 1893.

COMBEMALE. — Société médicale des Hôpitaux, 30 juin 1893.

NETTER. — Etiologie et prophylaxie du typhus exanthématique. Société médicale des Hôpitaux, 7 juillet 1893.

BRUN (H. DE). — Note sur le typhus observé à Beyrouth dans les premiers mois de 1893. Bulletin de l'Académie de médecine, 29 août 1893.

THOINOT. — Traité de médecine.

JACQUOT. — Du typhus d'Orient. Paris, 1856.

GRAVE. — Leçons de clinique médicale, traduites et annotées par Jaccoud.

ROUQUET. — Le typhus exanthématique à Alger en 1894. Thèse de Montpellier.

NAPIAS. L'épidémie de typhus (le vagabondage et la propagation des épidémies). Revue d'hygiène et de police sanitaire.

DUJARDIN-BAUMETZ. — Communication sur les cas de typhus exanthématique développés dans les prisons de la Seine.

NETTER. — Traité de médecine, Brouardel et Gilbert

PROUST. — Etiologie et marche du typhus. Bulletin de l'Académie de médecine, 1894.

CRIMAIL. — Revue d'hygiène et de police sanitaire, avril 1893.

JACCOUD. — Pathologie interne, 1883, tome III.

KELSCH. Bulletin de l'Académie de médecine, 18 avril 1893.

CONSEIL. — Le typhus exanthématique à Tunis. Epidémie de 1906. Thèse de Paris, 1907.

NICOLLE. — Annales de l'Institut Pasteur de Tunis, 1909.

SERMENT

En présence des Maîtres de cette Ecole, de mes chers condisciples, et devant l'effigie d'Hippocrate, je promets et je jure, au nom de l'Être suprême. d'être fidèle aux lois de l'honneur et de la probité dans l'exercice de la Médecine. Je donnerai mes soins gratuits à l'indigent, et n'exigerai jamais un salaire au-dessus de mon travail. Admis dans l'intérieur des maisons, mes yeux ne verront pas ce qui s'y passe ; ma langue taira les secrets qui me seront confiés, et mon état ne servira pas à corrompre les mœurs ni à favoriser le crime. Respectueux et reconnaissant envers mes Maîtres, je rendrai à leurs enfants l'instruction que j'ai reçue de leurs pères.

Que les hommes m'accordent leur estime si je suis fidèle à mes promesse ! Que je sois couvert d'opprobre et méprisé de mes confrères si j'y manque !

www.ingramcontent.com/pod-product-compliance
Ingram Content Group UK Ltd.
Pitfield, Milton Keynes, MK11 3LW, UK
UKHW012255240726
13966UKWH00004B/1433

9 782012 895683